LA MÉDECINE INSTINCTIVE

ÉLEVÉE AU RANG DE

SCIENCE POSITIVE

PARIS

IMPRIMERIE BALITOUT, QUESTROY ET Ce

7, rue Baillif et 48, rue de Valois.

LA

MÉDECINE INSTINCTIVE

ÉLEVÉE AU RANG DE

SCIENCE POSITIVE

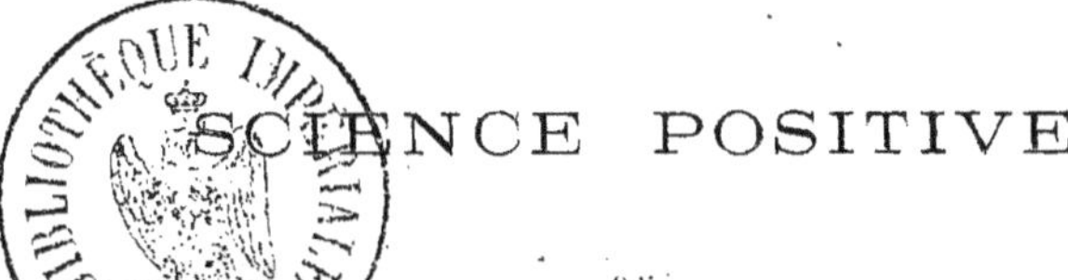

OU

L'ART DE CONSERVER SA SANTÉ ET DE GUÉRIR SES MALADIES

Sans Hydrothérapie ni Médicaments.

SYSTÈME FONDÉ SUR LES LOIS DE LA NATURE ET MIS A LA PORTÉE
DE TOUT LE MONDE

PAR

Benjamin GUIGNARD

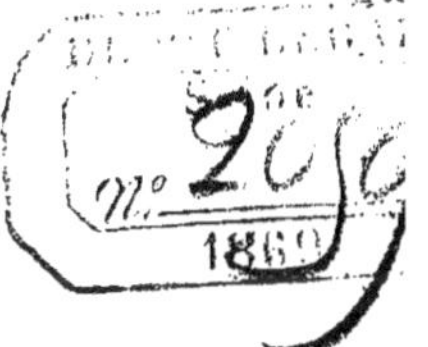

PARIS	ODESSA
GUSTAVE BOSSANGE	G. ROUSSEAU
Quai Voltaire, 25	Ancienne maison Sauron

1869

AVANT-PROPOS

Lorsqu'on soumet la médecine à l'épreuve de la logique, qu'on analyse l'essence de ses doctrines et qu'on parcourt les annales de son histoire, on voit d'une manière évidente qu'elle n'a été jusqu'ici qu'un art purement empirique, errant à tâtons dans un labyrinthe de systèmes, et cela sans avoir une seule loi permanente qui la guide, un seul principe fixe qui l'éclaire ([1]).

En présence des résultats désastreux qu'a déjà produits et que produit encore sur l'humanité ce déplorable aveuglement, nous nous sommes efforcés de lui porter remède, et, à cet effet, nous avons recherché dans le livre inépuisable de la Nature ces lois immuables sans lesquelles il n'est pas de science positive.

[1] Histoire de la médecine, *Renouard*.
Sprengel's, Geschichte der medizin.
Broussais, Examen des doctrines médicales.
William's, Principes of medicine.
Buckle, History of civilisation, t. V, p. 278.
Sur la scission établie dans le sein des écoles hydropathiques et (diététiques) comparez : *Scoutetten Schedel, Fleury, Kypke, Gerke, Huhn, Rausse, Baumgarten* et *Steinbacher.*

Aujourd'hui, c'est avec la douce et profonde conviction d'avoir atteint notre but que nous venons, dans le présent ouvrage, exposer le résultat de nos recherches et mettre l'humanité souffrante en état d'en recueillir les fruits.

L'empressement que nous avons cru, pour cause majeure, devoir mettre dans cette publication, nous ayant circonscrit dans d'étroites limites, quelques personnes la trouveront peut-être insuffisante ; je les prierai, dans ce cas, de bien vouloir, en connaissance de cause, excuser ma brièveté, en attendant que je donne, dans une seconde édition, tous les développements désirables.

B. GUIGNARD.

Paris, février 1869.

MÉDECINE INSTINCTIVE

ÉLEVÉE AU RANG DE

SCIENCE POSITIVE

PROLÉGOMÈNES

I. Il n'y a pas d'effet sans cause.

II. Il n'y a pas de cause sans effet.

III. Toute cause dont les effets sont nécessaires constitue une *loi*.

IV. L'effet d'une *loi* est une nécessité.

V. Tout effet sans *loi* est un désordre, une anomalie, un dérèglement.

VI. Tout effet sans loi est contraire à la *loi*.

Quelque nom que nous donnions au *principe* de toutes choses, nous sommes obligés de le reconnaître (*Prolég*.I), et c'est à ses *lois* que nous devons attribuer ces phénomènes permanents de formation, de développement et de dissolution à l'aide desquels, le grand et admirable tout de la *Création* résiste au temps et rajeunit sans cesse.

Or, par un rapprochement très-simple, si nous observons la *créature*, nous remarquons que, par des actes *analogues* de formation et de consomption, tout être animé, en renouvelant la trame de son corps, conserve et perpétue la vie qui lui fut donnée.

Il y a donc une loi (*Prolég.* II et III) qui préside à sa conservation.

Mais nous en ignorons la nature, et puisqu'il importe que nous la connaissions, nous allons l'étudier dans ses effets. Prenons donc un animal quelconque, jeune ou vieux, faible ou fort, grand ou petit, et observons-le.

Nous sommes aussitôt frappés d'un fait remarquable, c'est qu'il manifeste une forte tension ou propension vers tout ce qui lui est nécessaire ou propice, et une égale aversion ou répulsion pour tout ce qui lui est hostile ou dangereux [1]. Depuis le jeune nourrisson qui cherche le sein de sa mère, jusqu'à l'adulte et au vieillard qu'un bruit, un miasme font tressaillir et reculer, tout animal, tout homme subit ces actes nécessaires d'attraction et de répulsion, et cela en vertu d'une faculté intime qu'on appelle *instinct* [2].

Or, puisque l'instinct est une cause [3], puisque ses effets sont nécessaires [4], *l'instinct est une loi*.

Or, c'est par l'instinct que tout animal se conserve.

Donc, l'instinct est la *loi* en vertu de laquelle se conservent les animaux.

Or, l'hygiène de l'homme a pour objet sa conservation.

Donc, l'hygiène de l'homme est l'art de le maintenir sous l'influence de son instinct et de lui en faire subir les effets nécessaires.

---

(1) Il n'est pas jusqu'au vétéran qui, aux premiers feux de l'ennemi, ne fasse ce qu'il appelle : « Le salut aux balles. »
Voyez le bel ouvrage intitulé : *Magazine of Natural History.* Vol. I, pp. 2-3 et seq. Vol. II, p. 514. Vol. X, p. 612.
Maury. *La Terre et l'homme,* p. 273.
Treatise on the History, Habits and Instincts of Animals, by Kerby.
(2) Voyez *Cyclopaedia-Anatom-Physiolog.* Vol. III, pp. 1 à 29.
Buffon. *L'Homme.* Vol. III, pp. 326-327.
Darwin. *Zoonomia.* Vol. I, pp. 229, 249, sect. xvi, p. 12.
Duncan. *On Instinct.*
Debay. *Hygiène,* p. 4. Oestesleu. *Hygiène* (allemand), p. 358.
(3) Ses effets sont des actes d'attraction et de répulsion.
(4) Car si l'animal n'obéissait pas à l'instinct, il serait à peine au jour, qu'il aurait cessé de vivre.

DE L'HYGIÈNE

Parvenus à la connaissance de la loi, voyons maintenant quels en sont les effets ou nécessités (*Prolég*. II et IV).

Au milieu des abus de tout genre où nous ont plongés le luxe et les excès de notre civilisation, il est souvent embarrassant de déterminer ce qu'il y a de factice dans les nécessités de l'homme civilisé.

Mais si des désordres prolongés ont émoussé les organes de ses sens, s'ils ont en quelque sorte maîtrisé son instinct et l'ont défiguré, cet instinct n'en existe pas moins ; son type subsiste dans la nature, il subsiste dans l'histoire, et nous pouvons toujours l'y retrouver.

Prenant donc comme types ou comme réactifs, l'enfant et le paysan natif (¹) d'un pays où l'on se trouve, nous préciserons avec certitude quelles sont les nécessités de l'indigène (²). Ces nécessités, dans les pays tempérés, peuvent être, d'après nos réactifs, résumées comme suit :

(1) Les paysans, étant producteurs, sont les plus nombreux, et, ce qui plus est, ils se rapprochent plus de la nature.

(2) Les aliments et vêtements varient suivant les climats, parce que l'influence du froid ou de la chaleur nécessite pour l'instinct le besoin de rétablir l'équilibre rompu de la chaleur animale. C'est pourquoi les peuples du Nord se nourrissent essentiellement d'aliments riches en carbone, tandis que ceux des pays chauds ne mangent que des fruits et des substances où l'oxygène et l'azote prédominent.

Voyez Buffon, *Sur l'Homme,* vol. II, pp. 72, 73, 88. — Everlisbrand, *Voyages,* pp. 212, 217. *Mémoires sur l'Etat de la Russie,* vol. I, p. 270. *Histoire générale des Voyages,* vol. XIX, p. 476. *Geschichte von Groenland Krantz,* vol. I, p. 178. *History of civilisation,* Buckle, vol. I, p. 53 et seq.

C'est pour cette raison que nous avons dit : on prendra pour type l'enfant et le paysan du pays où l'on se trouve. — Enfant et paysan étant pris, bien entendu, dans un sens général.

| 1er rang. | 2e rang. |

1° Aliments. — Pain (1). Céréales, légumes, fruits, laitage.
2° Boissons. — Eau (1). Cidre, vin, limonade.
3° Activité. — Elle ne doit pas excéder 12 heures par jour.
4° Repos. { Sommeil, 8 heures, au plus.
{ Délassement, 4 heures, au moins.

Tout le reste, ne donnant pas, dans nos latitudes tempérées, de résultat positif sous l'épreuve de nos réactifs, ne peut être considéré comme nécessaire.

Or, ce qui n'est pas nécessaire est contraire à l'instinct (*Prolég*. VI).

On s'abstiendra donc de tout ce qui n'est pas nécessaire (2).

THÉRAPEUTIQUE

—

Maladies aiguës.

Nous avons vu comment l'instinct, — distinguant, à l'aide d'une perspicacité étonnante, si les objets extérieurs lui sont nécessaires ou pernicieux, — manifeste à leur égard, chez

---

(1) Nous ne classons pas le lait au premier rang, parce que cette table est dressée sur l'observation et à l'usage des personnes adultes ou d'âge mûr.

(2) On prétend qu'il y a danger à quitter les habitudes. Or, si ces habitudes sont nuisibles, nous ne voyons qu'un danger, c'est de les avoir contractées et de les conserver. Mais l'habitude est une seconde nature, nous dit-on. D'abord admettre deux natures est un non-sens, ensuite, de deux choses l'une : ou l'habitude est nécessaire, et alors elle est un effet de l'instinct (*Prolég.*, IV), ou elle n'est pas nécessaire et constitue (*Prolég.*, V) un désordre, une anomalie. Or, puisque ce sont ces dernières qu'on veut ériger en nécessités, nous demanderons si, parce que, en prévision d'accidents inhérents à la vie de tout homme, la nature et l'instinct sont libéraux à notre égard, nous devons en abuser, et si, parce que Mithridate s'était habitué au poison, on concluera que le poison soit naturel ou nécessaire.

tout animal, des actes constants d'attraction ou de répulsion. Mais un fait beaucoup plus notoire et surtout beaucoup plus important, c'est que l'instinct est, non-seulement préservateur, ou, selon le terme médical, prophylactique, mais encore curatif ou thérapeutique.

En effet, dès qu'il constate dans l'organisme l'introduction d'un agent inutile ou nuisible quelconque, nous le voyons s'efforcer aussitôt de le combattre et de le chasser. Cet agent a-t-il pénétré par les voies de la respiration, — la toux, les éternuements se produisent soudain; est-ce par les conduits de la digestion, — un prompt effort (¹) du système nerveux occasionne bientôt de fréquents renvois, des nausées et des vomissements (si l'excès a lieu dans l'estomac ou le pylore), des coliques, de la diarrhée (si c'est dans les intestins); enfin, est-ce par l'épiderme et le système cutané, — des frissons (²) ou de la sueur (³) se produisent instantanément, et ces phénomènes continuent jusqu'à ce que le danger soit éloigné, le principe morbide expulsé. Si ce principe résiste, qu'il oppose une plus grande résistance ou présente un danger plus éminent, l'instinct augmente son énergie, renouvelle ses efforts, et, rassemblant, concentrant toutes ses forces sur la partie affectée, essaiera, par un effort suprême, de vaincre le mal envahisseur.

Cette concentration de toutes les forces vers le foyer commun, et cet effort des centres vers la partie attaquée (dans

(1) Cet effort, occasionnant une forte tension des nerfs explique les maux de tête qui généralement accompagnent les indigestions.

(2) Les frissons, en fermant les pores, préviennent l'action nuisible des fluides et des gaz.

(3) La sueur a deux missions : 1° d'emporter, dans son passage à travers les tissus cutanés, tout ce qui peut entraver la circulation ; 2° d'enlever au corps l'excédant de son calorique. C'est en vertu de cette dernière propriété de l'eau que les hydropathes font, dans les cas de fièvre aiguë, subir au patient plusieurs applications consécutives du drap mouillé.

(Voyez Von Housebrouck. *De la Réfrigération graduelle dans les maladies aiguës* (*Revue médicale et chirurgicale*, T. IX, p. 290).

Fleury. *Hydrothérapie*, p. 187).

le système nerveux : mal de tête, palpitations de cœur (dans
les systèmes cardiaque), fièvre (dans les systèmes artériels et
veineux) enfin, inflammation dans l'organe lésé.

En raison également de cette concentration des forces, les
parties extrêmes, les membres surtout, se trouveront très-
affaiblies et l'individu, par nécessité, sera contraint à se
coucher. L'estomac le plus souvent ne demande rien parce que
la digestion absorbe une partie de ses forces ; s'il demande
quelque chose on s'empressera de le lui donner, en s'assu-
rant toutefois que c'est une nécessité et non point un besoin
factice, et l'on ne donnera jamais que les aliments et les
boissons nécessaires du 1er rang, s'il n'y a pas forte attraction pour ceux du second. Ces mesures de précaution s'ap-
pliquent également à la qualité et à la quantité.

Si le malade a la peau sèche et qu'il manifeste de l'irrita-
tion, de la chaleur, on lui procurera toute l'humidité que demande le corps, cela selon son désir, sous forme de boissons et
de compresse humide sur tout le corps, au moyen d'un grand
drap mouillé (dans de l'eau de puits, si possible, à 9 ou 10 degrés
de température) tordu et qu'on aura soin de bien recouvrir
afin que le malade ne se refroidisse pas. On use à cet effet,
d'une bonne et forte couverture de laine qui enferme hermé-
tiquement le malade jusqu'au cou. S'il faut désenvelopper, on
procédera également avec prudence, afin d'éviter un change-
ment subit de température. En tout cas, on tiendra la chambre
chaude (de 14° à 18°) et surtout bien propre et bien aérée.

Les boissons ne seront pas non plus prises trop froides.
Le vin, si on en prend, devra toujours être mêlé d'eau, et
cela selon les prescriptions de l'instinct. On offrira aussi au
malade une décoction bien pure de gruau (d'orge, de froment ou d'avoine) avec un peu de jus de citron ; les malades
la demandent très souvent. — On ne mettra de compresses
à la tête que dans les cas extrêmes d'encéphalgie ou d'apo-
plexie, par exemple.

Ce traitement durera jusqu'à ce que le malade soit soulagé
de son mal, ce qui s'annoncera toujours par une abondante
évacuation bucchale, urinaire, cutanée ou alvine. Après quoi

le pouls devient plus calme et plus régulier, la fièvre cessé, les maux de tête disparaissent, l'appétit et les forces renaissent et l'ordre se rétablit dans toute l'économie. Il n'est pas besoin de dire que, durant la convalescence, on doit observer sévèrement les règles de l'hygiène.

Maladies chroniques.

Les maladies chroniques ne sont autre chose que des maladies aiguës invétérées. Une mauvaise médication et des abus prolongés en sont la cause la plus commune. L'instinct, obligé de lutter sans cesse contre des désordres toujours renaissants, n'a plus assez d'énergie pour entreprendre d'une manière résolue le mal invétéré et pour en opérer l'expulsion radicale. De là une faiblesse prononcée, des douleurs sourdes, un mal obtus (si je puis me servir de ce terme), une fièvre faible et lente, quelquefois même insensible ; un pouls irrégulier, la langue le plus souvent chargée d'une couleur blanche ou saburrhale. Inappétence et parfois, au contraire (dans les affections du foie), véritable bolimie. Enfin, un sentiment de malaise général qui nous rend souvent importuns à la société et à nous-mêmes, et qu'on désigne d'ordinaire sous le nom de *mauvaise humeur*.

Cet état anormal persiste jusqu'à ce qu'un organe essentiel à la vie cesse d'accomplir ses fonctions, et entraîne la cessation de la vie, ou jusqu'à ce que, profitant d'un moment de trève, l'instinct réveille toutes les forces vitales et les porte vigoureusement contre le principe ou les principes qui troublent le jeu harmonique des organes. On voit donc qu'il suffit de ne point entraver l'instinct pour qu'il reprenne ses droits et ramène l'ordre et le calme dans l'économie.

Il faut donc, dans les maladies chroniques, comme dans les maladies aiguës, se conformer complétement aux exigences de l'instinct et ne prendre que ce qui est nécessaire. (*Proløg.* **IV**).

L'observation a prouvé que les nécessités dans les maladies chroniques se bornent au *pain* (¹) et au *vin* (²). Ce dernier ne sera pris que lorsque le malade se sentira très-altéré, il le prendra lentement, par intervalles et en petite quantité.

S'il y a affection du bas-ventre, des viscères, on fera bien de ne faire boire le patient que par les pores au moyen d'une large et épaisse compresse (³) appliquée chaque soir tout autour du corps et bien chaudement recouverte. Généralement on devra s'abstenir de tout liquide, surtout aqueux, et si dans les maladies du bas-ventre on use de compresses, c'est que l'eau qui passe à travers les tissus, emportant avec elle tout ce qu'elle trouve de morbide sur son passage (⁴), du même corps que ci-dessus, rend à l'instinct un service éminent, ce qu'un sentiment particulier de bien-être chez le patient a suffisamment prouvé pour que nous placions, dans ce cas seulement, les compresses au rang des choses nécessaires.

Par ce court aperçu du traitement, nous voyons que dans les maladies chroniques, contrairement aux affections aiguës, l'instinct pour stimuler ses forces, ne demande qu'une boisson généreuse (⁵). Si le patient avait de la peine à observer ce traitement, pour rendre la transition moins subite, il pourrait ajouter à son pain un peu de gruau, et prendre, comme boisson préparatoire au vin, la décoction de ce gruau avec un peu de sucre et de citron.

On continuera le traitement comme il a été indiqué plus haut jusqu'à ce que la santé se rétablisse. Le libre exer-

(1) Le pain doit être fait de farine de froment, non-égrugée ; on ne met dans la pâte que peu ou point de sel et pas de levain.

(2) Un bon vin blanc pur et sans mélange.

(3) Cette compresse faite en toile de lin devra se porter des aisselles jusqu'aux hanches.

(4) On se souvient de ce que nous avons dit sur la sueur, et c'est sans doute pour l'éviter que l'instinct ne demande pas d'eau, à l'intérieur du moins.

(5) On ne s'effraiera pas des symptômes qui sont le plus souvent : une grande maigreur, malaise, chaleur, etc., tous les malades doivent passer par là ; la maigreur n'est, du reste, que le débarras de tout ce qui est hétérogène au corps, et l'individu ne se sent pas plus faible, mais, au contraire, plus dispos.

cice de tous les organes, l'élasticité et la blancheur naturelle de la peau, la fraîcheur de la langue, des lèvres et du teint, leur belle couleur rouge, le retour de la gaîté, sont autant d'indices certains de la santé ; mais le plus frappant consiste dans la limpidité des urines, qui, durant tout le traitement, sont et doivent être toujours chargées. Si donc, même après vingt-quatre heures, les urines ne déposent pas leur sédiment habituel et qu'elles aient cette belle couleur jaune-paille et cette odeur presqu'agréable des urines saines, on pourra se considérer comme guéri. Il faut observer aussi que quelquefois les forces un peu épuisées par leur activité prolongée ont besoin d'être restaurées. Ce besoin s'annonce par un retour de l'appétit et par des urines plus claires que d'habitude. On prendra donc, toujours selon l'instinct, quelques aliments fortifiants, jusqu'à ce que l'instinct fortifié se sente en état de recommencer la lutte, ce qui se manifestera par le retour naturel du malade vers les aliments nécessaires du premier rang.

Ces moments de trève dans la lutte ne durent généralement que dix à quinze jours. Il ne faudrait donc pas considérer comme normal tout prolongement au delà de ce terme.

Ici, comme dans les maladies aiguës, on doit toujours éviter le froid. La propreté, un air pur et salubre sont, cela se comprend, de toute nécessité.

Tels sont, en quelques pages, les traits principaux de l'esquisse que nous avons ébauchée pour l'établissement de la nouvelle école médicale. La logique et l'expérience faite sur des milliers de malades ont assez confirmé la justesse de nos lois, pour nous dispenser de militer en leur faveur, et nous nous bornons ici à des vœux pour sa rapide prospérité.

Puissent tous nos lecteurs apporter leur pierre au fondement du nouvel édifice, et contribuer ainsi au prompt soulagement de l'humanité souffrante.